中华医学会肿瘤学分会姑息治疗学组（筹）
CINV全程管理专家小组

抗肿瘤治疗引起恶心、呕吐的自我管理手册

主编 姚 阳 于世英

U0276993

常务编委 （以姓氏拼音为序，★执笔专家）

陈 元 冯继锋 华 东 刘 巍

陆篯琦★ 罗素霞 南克俊 孙元珏★

唐丽丽★ 谢晓冬★ 熊建萍 许 玲★

张沂平★ 钟美佐

编委人员 （以姓氏拼音为序）

葛亚楠 古翠萍 何 毅 何双智

李洪涛 李梓萌 刘寒雪 刘兆喆

庞 英 邱加宁 屈淑贤 邵 岚

施 俊 宋丽莉 汪 艳 王 琼

王春颖 吴生红 徐 龙 张叶宁

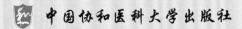

中国协和医科大学出版社

图书在版编目（CIP）数据

抗肿瘤治疗引起恶心、呕吐的自我管理手册 / 姚　阳　于世英　主编.
— 北京：中国协和医科大学出版社，2017.7
ISBN 978-7-5679-0877-2

Ⅰ．①抗…　Ⅱ．①姚…　②于…　Ⅲ．①肿瘤－药物疗法－药物副作用－防治－手册　Ⅳ．①R730.53-62

中国版本图书馆CIP数据核字(2017)第158303号

主　　编：姚　阳　于世英
责任编辑：许进力
策　　划：袁　培　宋一红　郑　波　祁　京

出版发行　中国协和医科大学出版社
　　　　　（北京东单三条九号　邮编100730　电话65260431）
网　　址：www.pumcp.com
经　　销：新华书店总店北京发行所
印　　刷：北京联合互通彩色印刷有限公司

开　　本：880毫米×1230毫米　1/32开
印　　张：2.0
字　　数：50千字
版　　次：2017年7月第1版
印　　次：2017年7月第1次印刷
定　　价：25.00元

ISBN 978-7-5679-0877-2

编者的话

化疗是多种肿瘤常用的治疗手段之一，在挽救和延长肿瘤患者生命的同时也带来了一些不良反应，其中恶心、呕吐、脱发、全身无力、食欲缺乏等较常见。据相关数据显示，20世纪90年代初70%以上的肿瘤化疗患者会产生不同程度的恶心、呕吐反应；2005年前约50%左右；近十年仅有25%患者会发生，呕吐的频率和程度也明显减轻，这得益于化疗药物的毒性减低和止吐药物的应用。因此，因担心恶心、呕吐而选择放弃化疗，错失治疗的机会，甚至导致肿瘤发展那就得不偿失了。

如果认为恶心、呕吐仅仅是我们表面上看到的消化道不良反应，那就错了。恶心、呕吐除了对患者的情感、社交和身心都会产生明显的影响外，还直接导致患者食欲减退，体力下降、乏力、情绪低落、嗜睡等，因此增加患者对治疗的恐惧感，甚至失去继续治疗的信心，严重时不得不终止抗肿瘤治疗。持续多日严重的呕吐，进食减少会造成营养不良，如果处理不及时，可能会导致体内水电解质平衡紊乱，包括低钾、低钠、低氯血症等，严重会导致代谢紊乱，机体免疫力下降，切口迟迟不能愈合、切口感染，甚至危及年老体弱患者生命。

尽管针对各种化疗方案都有详细的防治恶心、呕吐的共识和指南，然而，这些共识和指南主要是在医院化疗期间使用，为医师提供治疗规范。殊不知，有一半以上的化疗相关性恶心、呕吐，如预期性恶心、呕吐，延迟性恶心、呕吐均发生在出院以后，往往让患者和家属束手无策，甚至有可能引发严重的并发症。目前，国内尚无专门针对患者及家属，在院外使用的防治化疗相关性恶心、呕吐书籍。为此，中华医学会肿瘤分会姑息治疗学组（筹），组织了国内著名的肿瘤内科专家、肿瘤心理专家、肿瘤中医专家和肿瘤护理专家及其团队，基于对于患者的理解，用他们各种丰富的临床经验和知识，通俗易懂的语言，编写了这本小册子。不仅涵盖恶心、呕吐的居家防护、心理疗护等内容，而且也回答了患者及家属于化疗相关性恶心、呕吐有关的常见问题，如饮食、运动、乏力等。值得一提的是，我们还为患者及家属提供了简便易行的中医中药防护知识。

我们有理由相信，院外有效的防治和调理措施与正确使用止吐药物一样，也一定会预防和减轻恶心、呕吐导致的不良症状和严重程度，尽早帮助患者度过这段困难时期，为肿瘤患者的有效治疗提供有力的保障。

姚　阳　于世英

目 录

第一章　预期性呕吐的防治和护理　　　　　01

第二章　围化疗期恶心呕吐的自我防护　　　07

第三章　恶心呕吐及其并发症的居家护理与急救　19

第四章　恶心呕吐患者的饮食及活动指导　　25

第五章　恶心呕吐的心理疗护　　　　　　　33

第六章　恶心呕吐的中医药疗护　　　　　　45

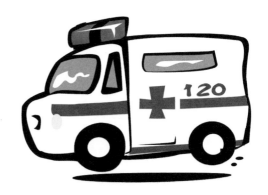

第一章
预期性呕吐的防治和护理

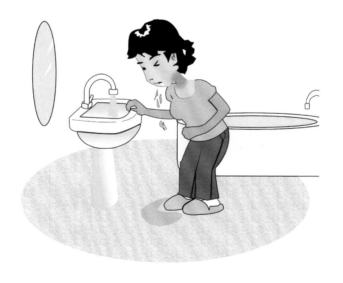

您知道有一种恶心呕吐叫预期性恶心呕吐吗？

有一种恶心呕吐比较特殊，叫"预期性恶心呕吐"。这种恶心呕吐常常被一些化疗相关的线索所诱发，例如有的患者进入到病房的环境或闻到医院的气味时就会产生恶心的感觉，甚至有的患者在听到化疗药的名字，或看到与化疗药水相同的颜色时就会感到恶心，更有甚者，看到上次给自己注射化疗药的护士都会发生恶心呕吐。

预期性恶心呕吐的成因与条件反射的形成有关。与前次化疗导致严重的恶心呕吐在患者的大脑中形成的条件反射有关。一般而言，前几次化疗后恶心呕吐得越重，越容易发生预期性恶心呕吐。当那些与化疗相关的线索，例如医院环境、气味、化疗药名等等总是与患者的恶心呕吐同时出现时，大脑就会在这两者间建立连接，当患者再次接触到这些线索时，恶心呕吐的感觉也就随之发生了。

严重的预期性恶心呕吐者会导致化疗中止，常规的止吐药物效果并不好，需要辅助精神科药物或心理治疗才能缓解。因此，当患者出现有如上特点恶心呕吐时，要警惕是否发生了预期性恶心呕吐，及时寻求精神科及心理医生的帮助。值得注意的是，预期性恶心呕吐治疗越早效果越好。

二 学会这种方法，自己也能治疗预期性呕吐

中年的李阿姨本来是一个特别乐观的人，即使最初被医生告知得了乳腺癌，她也是微笑着面对手术，面对各种让人焦虑的检查，住院期间还不断安慰同病房的病友要坚强面对，甚至还会安慰家里人不要太担心自己，几乎成了病房了的模范患者。

然而化疗却让李阿姨接受了一次严重的考验，严重的恶心和呕吐，身体状况直线下降，勉强坚持到第一个疗程的化疗结束，更让人不可思议的是还没有开始准备第二次化疗，李阿姨在电视上看养生堂节目提到"化疗"两个字就开始恶

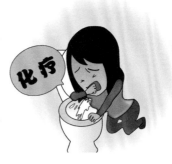

心，家里人也不能提化疗这两个字眼，起初感觉并无大碍，直到第二次化疗开始，李阿姨走到每次治疗的医院看到门诊大厅指示牌上面的"化疗病房"几个字一下子将胃里的东西吐了个

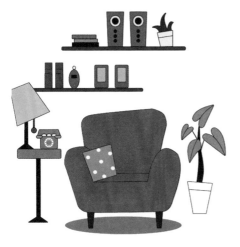

空，身体虚脱，家人只能选择暂缓治疗将她带回家中。通过医生的解释，李阿姨和家人才明白，这是一种叫做"预期性恶心呕吐"的症状。在医生建议下，李阿姨准备试一试不用吃药的办法——冥想放松。

这是一间非常安静的治疗室，墙上的温馨的图片、房间暖色的布置让李阿姨感觉像是从一个噪杂的门诊环境走进了一片世外桃源，也像回到了舒适的家中。在沙发上坐好后，随着音乐响起，治疗开始。

"请找一个舒适的姿势坐着或者躺下，任何姿势只要你感觉到身体没有一个部位出现紧绷的感觉；……

慢慢地吸气，感受温暖、新鲜的空气流入我们的身体，让我们的身体变得充满力量；慢慢地吐气，慢慢地，想象是身体里的污浊之气排出体外，让我们的身体变得轻盈…….

请跟随我的声音将你的注意力放在身体的某个部位；慢慢地，将我们的注意力放在双脚，脚趾放松，脚掌放松，脚踝放松

请再放慢节奏，一步一步，直到身体的每个部位都得到放松……"

40分钟过去了，李阿姨感觉自己像是做了一个美妙的梦，头脑中不断映现出静谧的森林、海浪击打着岸边的岩石，原野里春天的鲜花竞相开放。几次训练过后，李阿姨已经将冥想的提示语铭记于心，当再次来到医院门诊试着抬起头看指示牌的"化疗病房"时呕吐并没有出现，恶心的感觉也随着李阿姨自行的冥想练习逐渐缓解，直到在医生和家人的鼓励下再次完成了化疗。

三　系统脱敏治疗改善预期性恶心呕吐

我们知道预期性恶心呕吐与条件反射的形成有关，系统脱敏是一种心理治疗方法，是将诱发预期性恶心呕吐的那些刺激因素找出来，通过有步骤的系统脱敏治疗以降低患者对这些刺激因素的敏感程度，减少预期性恶心呕吐的发生频率或减弱严重程度。

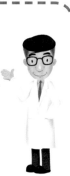

系统脱敏疗法包含渐进性肌肉放松训练及引导想象技术。主要有 3 个步骤：

（1）找出所有引发患者出现恶心呕吐的事件，并对这些事件按引发恶心呕吐的严重程度从轻到重排序。

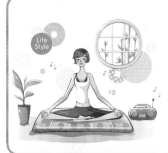

（2）渐进性肌肉放松训练，指导患者在柔和音乐的伴随下，从上至下随意放松全身肌肉，以消除紧张心理，多次练习直到熟练掌握，达到全身肌肉松弛的效果。

（3）系统脱敏练习：

1）想象脱敏训练：在患者全身肌肉放松前提下，开始想象某一等级（从低级到高级）的刺激事件（例如药水的颜色、病房的味道等），当想象清晰且患者开始感到恶心时，停止想象并进行全身放松，反复重复以上过程，直到不再对想象中的刺激事件产生恶心为止即可进入现实脱敏阶段。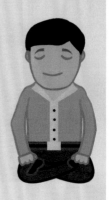

2）现实脱敏训练：让患者依次接触（从低级到高级）会引发恶心呕吐的刺激事件，当有恶心呕吐反应时即进行全身放松训练，直到患者不再对刺激事件产生恶心呕吐的反应为止。

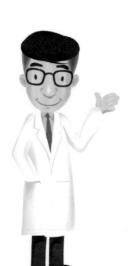

需要注意的是，系统脱敏疗法是一种专业的心理治疗方法，需要在专业人员的指导下进行。

第二章
围化疗期恶心呕吐的自我防护

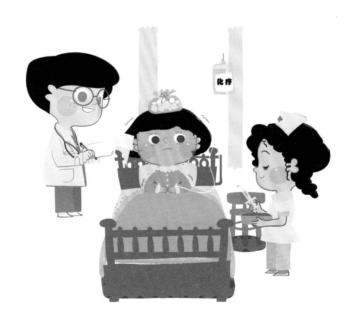

什么是围化疗期？

围化疗期是围绕化疗全过程的一个时间概念，从患者准备开始接受化疗，直至化疗的毒副作用消失，身体基本康复。包含化疗前、化疗中和化疗后的一段时间。具体时间国内外均没有明确的规定，通常是从化疗前3~5 天至化疗后5~7 天。不同个体围化疗期的时间也不尽相同，主要取决于个人的心理准备，化疗方案和药物剂量，个体对化疗毒副作用的反应等因素而有所不同。

围化疗期

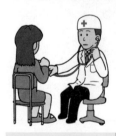 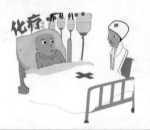 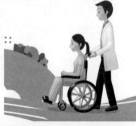

化疗前	化疗中	化疗后

一 化疗前干预

● 正确的心理准备：

极大的心理压力和焦虑恐惧紧张的情绪更容易使肿瘤患者发生恶心和呕吐。因此，治疗前的心理疏导十分重要。在化疗前，医患之间充分的沟通，了解治疗药物可能带来的不良反应，包括恶心、呕吐可能发生的程度等，使患者对化疗有初步的认识，并有一定的心理准备，积极配合治疗。不同的化疗药物、不同的化疗方案以及不同的化疗剂量引起恶心、呕吐的程度是不一样的。此外，患者本身的因素也会增加恶心呕吐的风险，如女性、有晕动症或早孕反应史、年龄小于50岁、无饮酒史、焦虑症、既往有化疗引起恶心呕吐史等。医生会根据化疗药物、化疗方案以及患者的个体差异制订个体化止吐方案。

● 合理的饮食准备：

化疗前的饮食调整也很重要。合理的饮食可增加营养的摄入，增强机体免疫力，提高化疗耐受性，有利于化疗的顺利进行。化疗前，建议进食高蛋白、高热量、高维生素、富含营养的食品，如蛋类、肉类、鱼类、虾类、豆制品、蔬菜等，少食油炸、腌制、辛辣、有刺激性的食品，注意饮食结构的均衡及营养的补充，避免暴饮暴食。最好化疗前2小时不要进食不易消化的肉类和油腻性食物，适当的补充一些水分也是必要的。

二 化疗中干预

　　化疗期间，除了药物治疗，改善生活方式对预防或改善恶心、呕吐症状也有所帮助。

　　（1）保持病室内的整洁安静，空气清新流通，营造舒适、轻松的环境，切忌和家属在病房高声说话等。

　　（2）如果有条件，可以在病房内选择播放柔和、旋律慢、频率低和患者喜欢的轻音乐。鼓励阅读、看电视或从事感兴趣的活动等，可以转移注意力，有助于稳定情绪，减轻恶心呕吐症状。

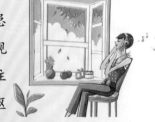

　　（3）合理搭配饮食：适当清淡，少食多餐，可每日5～6次，在1天中最不易恶心的时间多进食（多在清晨）。进食前和进食后尽量少饮水。餐后勿立即躺下，以免食物反流，引起恶心。忌酒，勿食过甜、腻、辣和油炸食品。

（4）患者家属的鼓励和情感支持也是良好的安慰剂。在患者愿意时鼓励家属、朋友多展望未来，交谈一些轻松愉快的事。

（5）感到恶心时，可鼓励患者慢慢地做深呼吸，放松、半卧位休息，或通过交流患者感兴趣的事分散其注意力。

（6）呕吐时尽量侧卧以防误吸。可通过轻轻拍打患者背部，鼓励其尽量吐出胃内容物。呕吐后及时更换衣服及被褥，清理污物，用温开水漱口。

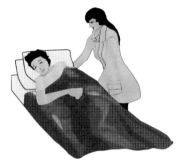

（7）及时告知医护人员给予合理的镇静、抗呕吐药物治疗，减轻呕吐或控制呕吐的再次发生。

三 化疗后干预

● 什么是延迟性呕吐和暴发性呕吐？

肿瘤化疗患者都有这样的体会，化疗前医生给我们用止吐药，化疗期间未出现恶心呕吐，回家后也就不以为然，但谁知后续却发生了频繁恶性呕吐，随之而来出现食欲缺乏、乏力各种不良反应等。难道这也与化疗有关吗？接下去我们怎么办？在家还能用些什么止吐措施和药物吗？诸多困惑和忧虑笼罩应运而生。

根据国际通用的化疗药物导致恶心呕吐的分类，我们把化疗 24 小时之内的恶心、呕吐称为急性呕吐，化疗 24 小时后出现的恶心、呕吐我们称之为延迟性呕吐。延迟性呕吐程度不一定比急性呕吐严重，但持续时间往往较长，可以持续 5 ～ 7 天，对患者的生活质量和化疗后康复影响比较大。如果医生再次给予止吐药物解救治疗，有可能还是会出现恶心呕吐的，这种情况则称之为暴发性呕吐。暴发性呕吐经过解救止吐治疗大多能够很快缓解。

　　无论是暴发性和延迟性呕吐都是围化疗期间经常发生的事，并非止吐治疗完全失败，患者出现适度的紧张和不安也很正常，但不必过于焦虑和恐惧，我们需要认真了解和正确对待，经过科学合理地处理，上述情况都是能顺利克服的。

● 难治性呕吐的防护

　　无论急性或延迟性呕吐，经过常规方案预防和解救止吐后仍然出现较为剧烈呕吐，称之为难治性呕吐。难治性

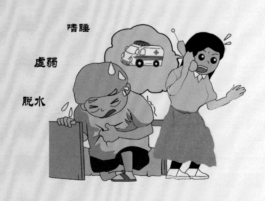

呕吐患者常常会出现水电解质平衡紊乱、营养障碍、疲乏无力，对后续化疗极为恐惧，情绪低落，睡眠质量下降，缺乏继续接受治疗的心理和体力支撑，极易诱发预期性呕吐发生。如果在家出现难治性性呕吐，应该及时和自己的经治医生取得联系，在医生的具体指导使用止吐药物。如果出现脱水、虚弱、嗜睡等症状应急诊入院救治。值得注意的是，出现难治性呕吐是需要排除其他致吐因素，如急性肠梗阻、脑血管疾患、肿瘤脑转移等其他疾病。

● 如何应对暴发性和延迟性呕吐

如何有效应对化疗后暴发性和延迟性呕吐，使用药物治疗是最有效的方法。原先已经用过的止吐药仍然还可以使用，如果疗效不理想，也可以换用其他不同作用机制的止吐药或多药联合。除了最基本的止吐药物外，镇静、抗焦虑和抗抑郁药物常常也不可或缺，这些辅助药物有利于改善患者的睡眠和情绪、减轻胃肠道反应。

其次，饮食调控也是必不可少的措施之一。少食多餐，优选新鲜、容易消化吸收的食材，避免进食生冷食品。尽管荤腥油腻、辛辣刺激的饮食并不推荐，但也不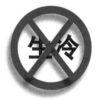宜过分清淡无味，粥、汤不宜进食过多，可以多吃点干食，根据个人的饮食习惯，平时口味较重的患者也可以适当选择咸辣适度的开胃小菜佐餐，增进食欲。确实没有胃口的时候不必勉强进食，否则反而容易诱发呕吐，建议吃一些开胃零食如山楂、陈皮、柠檬、话梅等。进食期间如发生恶心呕吐也可尝试口服鲜姜汁3～5毫升，如感觉辛辣无法下咽也可改为舌下含服生姜片。呕吐剧烈的患者，可予冰块或果汁冰块，慢慢嚼碎咽下。恶心呕吐反应尚未完全缓解的患者不推荐服用中医汤药和滋补品。食欲有所恢复后可以选择温和、无刺激的食物，避免浓厚的调味品，喜爱煎炸、油腻的食品的患者，宜在胃纳恢复后逐步增加。

除了药物治疗和饮食调理，患者还需要心理的放松，可以经常和家人、朋友和邻居等周围人多交谈，也可以借助现代通讯手段和更多的人交流谈心，多聊聊、多回忆开心的往事和自己感兴趣的话题，可以减少延迟性呕吐的发生。适度散步甚至慢跑、太极、气功等体育活动，积极参加音乐、书法、绘画、戏曲和舞蹈等文娱活动来分散自己的注意力，有助于从延迟性呕吐并发症中恢复体力。

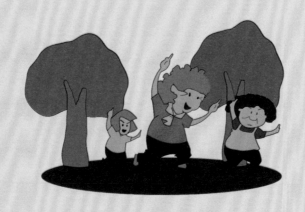

四 止吐方案中常用止吐药物类型及其本身的副反应有哪些？怎样预防及处理呢？

1. 目前最为有效控制化疗相关的恶心呕吐症状的方法是使用止吐药物，依据化疗引起恶心、呕吐的作用机制，需要在化疗前根据化疗药物和方案的不同，联合应用不同类别的止吐药物：

● 5- 羟色胺 3（5-HT$_3$）受体阻断剂：昂丹司琼、格拉司琼等，主要预防和治疗急性恶心呕吐。帕洛诺司琼不仅预防和治疗急性恶心呕吐，而且对迟发性恶心呕吐疗效更好。

●神经激肽 1（NK-1）受体阻断剂：阿瑞匹坦、福沙匹坦等，主要预防和治疗迟发性恶心呕吐。

●糖皮质激素：地塞米松，主要与以上两类药物联用。

●其他药物：奥氮平、胃复安（甲氧氯普胺）、非那根（异丙嗪）等，主要用于治疗暴发性呕吐，或联合用药。

2. 止吐药物常见不良反应主要有以下几种：

便秘

便秘是 5-HT$_3$ 受体阻断剂最常见的不良反应。主要是止吐药物导致肠液分泌减少和肠道蠕动减慢。此外，化疗药物引起大脑皮质功能受损、意识障碍以及自立神经功能紊乱等也可引起便秘。

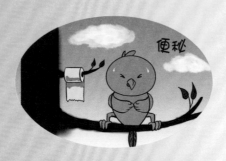

处理方法：

（1）饮食活动指导：多饮水，多吃蔬菜及含纤维多的食物，特别是香蕉等具有润滑肠道的瓜果。鼓励患者多活动，促进肠蠕动，预防便秘。

（2）按摩：在患者腹部顺时针方向做环状按摩。做深呼吸，锻炼肌肉，增加排便动力。

（3）针灸：天枢、足三里、委阳、三阴交等穴位；或艾灸上巨虚、内庭、足三里等穴位。

（4）食物和药物防治：缓泻剂润滑肠道，如乳果糖、蜂蜜、芝麻油或液体石蜡油；中药如苁蓉通便、麻仁丸和四磨汤等；若有便意可以使用开塞露、甘油栓剂塞肛。

（5）用药无效时，可直接经肛门将直肠内粪块掏出，或用温盐水低压灌肠，但对颅内压增高者要慎用，最好在医护人员指导下进行。

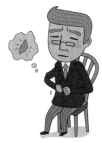

腹胀

腹胀也是止吐药物的常见不良反应之一，主要是由消化功能不良、肠蠕动减慢和便秘造成。

处理方法：

（1）轻度腹胀，仅需要少食多餐，服用一些易消化不易产气的食物，大多可以自行缓解，无需特殊处理。明显腹胀，应行保守治疗：禁食、胃肠减压、肛管排气及应用解痉剂。

（2）中医药：中药保留灌肠、按摩、针刺或艾灸刺激中脘、足三里等穴位。

（3）严重腹胀导致肠麻痹时间较长，及时就医，以便及时补充静脉营养，减轻症状。

头痛

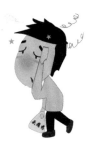

头痛虽不如腹胀、便秘那样常见，但也是止吐药物的常见不良反应之一。绝大多数属于轻度头晕、头痛，可以自行缓解，往往与化疗药物引起的头晕、头痛难以鉴别。

处理方法：

（1）对于发作不频繁、轻微的头痛，可用热敷。或抚摩前额，揉太阳穴；做干洗脸动作，有助于减轻症状。

（2）针灸：针刺太阳、百会、风府、风池等穴位；

或灸法气海、足三里、三阴交等穴位。

（3）药物治疗：头痛程度较重时可以服用小剂量的镇静药物：如安定（地西泮）等，如头痛不能减轻、频繁发作或持续多天，甚至加重则需及时就医。

嗜睡

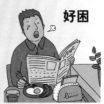

好困

主要见于奥氮平、非那根以及一些镇静类药物：如安定等。轻度的嗜睡不需特殊处理，1~2 天后会自行缓解。值得注意的是要避免独自外出、避免摔倒、不做精细操作，特别是不能驾驶助动车，汽车等。

锥体外系症状

这种不良反应比较少见，见于使用胃复安，特别是静脉使用较大剂量胃复安患者。轻者会出现烦躁不安，无意愿活动或下肢肌肉酸痛、不适，关节仿佛有蚂蚁爬行等，告知患者放松情绪和身体，多数 1 天内自然缓解。严重者

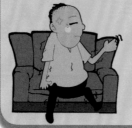

有时会表现为肌肉紧张、牙关紧闭、眼睛斜视、伸舌障碍，甚至呼吸困难危及生命。一旦有以上症状出现，需及时告知医护人员，防患于未然。

第三章
恶心呕吐及其并发症的居家护理与急救

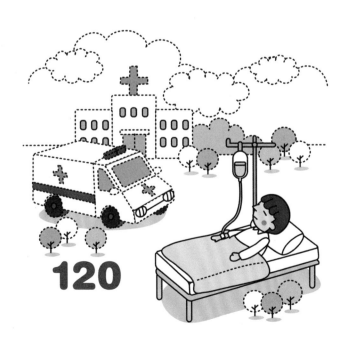

化疗药物导致的恶心呕吐不仅给患者带来不适的主观感受，有时还会引起较为严重的并发症，比如呕吐物误吸、呕血、代谢性碱中毒、低血糖等，有时还会诱发高血压、晕厥、心脏病等。患者及家属应对此有所了解，并掌握必要的家庭护理和治疗措施。

即使经过正规的预防恶心呕吐治疗，仍有少部分患者会在化疗后 24 小时发生恶心呕吐，医学上称之为延迟性恶心呕吐。如果延迟性恶心呕吐发生于患者出院后，应该学会：

● 防止呕吐物窒息

呕吐时及呕吐后应采取坐姿或者侧躺姿势，保持呼吸通畅，防止呕吐物误吸入气管，引起呛咳甚至窒息。一旦发生误吸的情况，家属应让患者身体前倾，拍打患者背部，帮助咳出误吸物。误吸物排除后，需帮助患者清理口腔内痰液和残留呕吐物；若有大块食物堵塞气道不易咯出，可应用"海姆立克急救法"。抢救者站在患者背后，用两手臂环绕患者的腰部，然后一手握拳，将拳头的拇指一侧放在患者胸廓下或脐上的腹部，再用另一手抓住拳头、快速向上重击压迫患者的腹部，重复以上手法直到异物排出。如无他人帮助的患者，可靠在一固定的水平物体上，以物体边缘压迫上腹部，快速向上冲击，重复直到异物排出。

● 消化道出血的防治

如果发现呕吐物为鲜红色或者咖啡色，一定要加倍警惕，提示存在胃部或者食管部位出血，比如贲门黏膜撕裂。如果只是少量出血，比如食物中夹杂少量鲜血或血块，患者不必紧张，应找一个合适的器皿对怀疑含血的呕吐物取样，在家人的陪同下及时到医院就诊，接受进一步诊查。如果是大量呕血，患者也应保持镇定与安静，暂时不要活动或搬动，绝对卧床休息，头侧向一边，防止呕出物引起呛咳或误吸，不要喝水及进食；家人要注意观察，如果患者出现意识不清、四肢湿冷等情况，需把患者下肢抬高，注意保暖，及时拨打120急救电话。

● 预防脱水和代谢性碱中毒

长时间频繁呕吐，需要提防发生脱水、代谢性碱中毒。脱水不仅是水分的丢失，还包括钠离子的丢失。代谢性碱中毒，长时间频发呕吐导致酸性胃液丢失过度，身体来不及补充，使体内碱性离子相对过多，导致身体不能耐受。这些情况不仅进一步加重恶心呕吐，还可能发生头痛头晕、精神抑郁、疲倦、四肢抽搐，甚至引起昏迷。脱水和代谢性碱中毒关键是预防，通过止吐药物避免出现长时间频繁呕吐，尽可能适当进食易消化、少油腻食物为主，适当补充蔬菜水果，呕吐较频繁者要随时注意补充温盐水或者糖盐水等。如果仍不能好转者建议前往医院治疗。

● 预防低血糖发生

如果患者因恶心呕吐较频繁，进食很少，出现心悸、乏力、出汗、面色苍白、双手震颤等表现，应想到是不是发生低血糖。尤其是原本就有糖尿病的患者，更容易引起严重的低血糖，一定要注意在专科医生指导下及时调整降糖治疗方案。低血糖的家庭初步救治比较方便，重要的是防止低血糖导致晕厥带来的风险。一旦有低血糖征兆出现，最关键的是要迅速及时的补充葡萄糖，需要让患者及时喝糖水或含糖块，并静卧休息，保持室内通风良好，避免延误治疗导致颅（脑）神经损伤。

● 慢性疾病患者呕吐的救护

有一部分中老年患者原来就患有高血压、动脉硬化、心脏病等慢性病。剧烈呕吐的瞬间，由于胸、腹腔压力骤升，可能导致血压升高，诱发晕厥、心脏病发作等情况。一旦出现昏迷，呼之不应，应当立刻使患者平卧在硬板床上，松解衣领，将头偏向一侧，可以保持患者呼吸通畅，防止窒息。如果发现患者心脏骤停或者呼吸停止，应立即进行胸外按压和人工呼吸，拨打急救电话。注意不要拍打、摇晃患者头部，不要随意翻转、拖拉和搬运患者。对于平素有冠心病的患者，一旦有胸痛、气短的症状，要立即停止活动，硝酸甘油含服。

● 年老体弱患者的呕吐预防措施

对于部分年迈、长期卧床及体质较弱，ECOG-PS >2 分者，或有较严重慢性疾病患者，一旦在院外发生延迟性恶心呕吐，应尤为注意预防严重并发症的发生。针对此类患者，出院后有可能出现延迟性恶心、呕吐，可出院时配备适当的口服止吐药物。如：盐酸帕洛诺司琼胶囊、胃复安片等。如有恶心、呕吐的前驱症状发生时遵照医嘱立即服用，其效果远比发生恶心呕吐后服用好。

一般来说，经过规范的止吐治疗后，患者因呕吐引起严重并发症的情况并不十分常见。患者和家属掌握必要的家庭急救措施，避免因缺乏基本知识而延误最佳救治时机也是必要的。一旦出现严重并发症的征兆，还需要及时到医院做进一步诊治。尤其是遇到以下 10 类情况时，请务必到医院就诊或拨打急救电话。

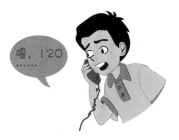

(1) 频繁呕吐或干呕，止吐药不能控制。

(2) 头痛或者脖子僵硬。

(3) 没有小便的时间超过 8 小时。

(4) 胸部或腹部疼痛剧烈。

(5) 呕吐物或大便里有血。

(6) 颈部和胸部出现肿胀。

(7) 感觉头晕、发冷、口渴，并且眼睛和嘴巴发干。

(8) 感觉乏力，腿抽筋，呼吸困难。

(9) 心跳比正常快很多。

(10) 感觉颈后有说不清楚的疼痛或出现面部抽搐。

第四章

恶心呕吐患者的饮食及活动指导

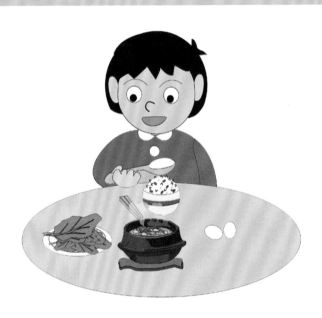

化疗期间合理的饮食能够增强体质，增加营养，可以减轻化疗的副作用，改善化疗患者的营养状况，提高化疗的生活质量。在化疗期间选择清淡、易消化饮食，给予高蛋白高热量的食物，以优质蛋白为主，如鱼、禽、肉、蛋、奶类、豆制品、坚果类，还可以补充一些高热量的水果，如香蕉、芒果。对于化疗期间食欲缺乏或者有体重减轻风险的肿瘤患者，应少食多餐，以固体食物为主，尽可能减少吃饭时液体的摄入量（如饮水，喝汤），以增加营养物的摄入。液体在两餐之间饮用为宜。

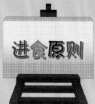

食物种类选择

（1）脂肪：对于正常体重成年人，每天摄入脂肪占食物总量的20%~35%。以含不饱和脂肪酸的植物油为佳。建议食用饱含Ω-3脂肪酸的鱼类，两餐之间可吃少量的核桃。不建议使用有特殊气味的烹调油，例如麻油或菜籽油等。

（2）碳水化合物：占总量的45%~65%。健康的碳水化合物是富含植物素、高纤维的食物，如蔬菜、水果、粗粮以及豆类（腹胀患者慎食）。丰富的营养素有助于肿瘤患者延长生存期，尤其是富含各种有益营养素的深绿色和橙色蔬菜和水果。这些食物采用微波及蒸的烹饪方式优于水煮，既可以保持水溶性营养素的生物利用度，又可以促进各种营养素的吸收。

（3）蛋白质：占总量的

10%～35%，至少 0.8 克 /（千克体重·天）。最好选用含饱和脂肪较少的优质蛋白，如鱼类、瘦肉、去皮家禽、蛋类、脱脂或低脂的奶制品、坚果和豆类。目前并没有证据显示红肉会增加心血管及慢性疾病风险，也并没有证据显示素食会更有益，建议患者可选用多种品种优质蛋白。

（4）糖：糖类本身并不会增加肿瘤患者复发和转移风险，适当食用含糖食物有益于及时提供机体所需的能量。由于碳水化合物特别是水果类含糖量较高，如果每日食用适量水果等碳水化合物，不建议特别补充含高糖量的食物。

（5）膳食补充剂：正常人每日补充维生素，矿物质及其他膳食补充剂存在争论，过量补充对人体有弊无利。对于纳差的肿瘤患者适当服用膳食补充剂，有利于机体康复。值得注意的是，在肿瘤治疗期间补充大量抗氧化剂维生素 C 和维生素 E 制剂，可能有助于肿瘤细胞的修复，导致肿瘤治疗效果不佳。

（6）水和液体：有研究发现，肿瘤患者易产生疲乏，头晕，口干等症状，大多与脱水有关。因此，每天需要充分水化，建议摄入液体量成年男性不少于 3700 毫升，女性不少于 2700 毫升。根据个人喜好可以清汤、低糖饮料、矿泉水或淡茶等形式补充，常温或低热时饮用。建议每天单独补充水分时与正餐分开，如早餐后 1~2 小时或午睡后。

 ## 注重饮食卫生

饮食卫生对肿瘤治疗期间的患者尤为重要，特别是免疫功能低下者，以防不洁食物带来的感染性疾病。我们建议：

◆饭前用清水和肥皂水洗手。

◆烹饪食物时保证所有物品干净，认真清洗蔬菜和水果。

◆处理生肉后彻底清洁餐具、台面、砧板，以及与生肉接触的用具，将生肉与熟食分开。

◆烹饪时温度适当，肉类、家禽、海鲜彻底煮熟，牛奶和饮料应选择巴氏杀菌的产品，避免食用生蜂蜜，生牛乳等未经高温消毒的食物。

◆低温保存食物，低于 23℃食物较少细菌生长。

◆外出就餐时避免进食潜在细菌污染的食物，如寿司，未全熟的牛排，海鲜等。

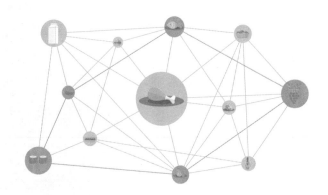

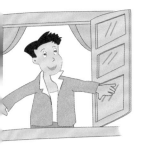

恶心呕吐的家庭防护

（1）饮食爱好：经常有接受化疗的患者询问医师吃什么类型的食物好，什么食物不能吃等。可以肯定的是少食多餐、少汤水、易消化的固体、软性食物为佳。中国地大物博，饮食习惯各异，可以根据患者以往的饮食习惯为主选择，如北方患者选择馒头、软面为主；喜爱甜食者可以吃含油脂少的面包、蛋糕等。不建议进食油炸、高油脂、不易消化的食物。有些患者听到很多忌口的传说，如：鸡肉、鸡蛋、海鲜、牛肉、牛奶等是发物，不能吃。到目前为止，这些传说还没有循证医学的依据，起码没有研究发现因为食用这些食物而导致肿瘤复发和转移。

（2）进餐环境：房间定时开窗通风，避免直接接触正在烹调的食物或进食的人员，尽量减少食物气味的直接刺激；可在房间内放置柠檬、橘皮等具有清新气味的水果缓解恶心感。

（3）因化疗期间消化功能相对较差，饮食应清淡、稀软、烂熟，以利于吸收。注意水分的补充，可选择软饭、面条、菜汤、肉汤、鱼汤、果汁等。

（4）化疗期间味觉、嗅觉会发生改变：酸性食物对于缓解恶心、呕吐有一定的帮助，可以吃清淡的泡菜、柠檬汁、橘子汁以及酸奶等。感到恶心时可以进食含姜黄素的食物，如含生姜片。也可以含薄荷糖、柠檬片、陈皮、话梅等以消除异味，恢复味觉。

（5）化疗期间建议穿着宽松的衣服，不要强迫自己进食，既避免空腹又防止过饱，每天吃6到8顿，充分咀嚼食物以助消化。避免进食太甜、太油腻或者有强烈气味的食物，忌饮酒或含酒精的饮料。有化疗呕吐史者，应在接受化疗前后2小时内避免任何饮食，达到减轻化疗的不良反应与厌食。

（6）在睡觉或休息后、活动前，吃一些干性食物，如咸饼干、烤面包、干谷类食物、面包条，饮少量温热水。

（7）保持环境安静舒适，可听音乐，适当室内活动，尽量避免探视和高声讲话，尽可能减少房间内其他人员走动。

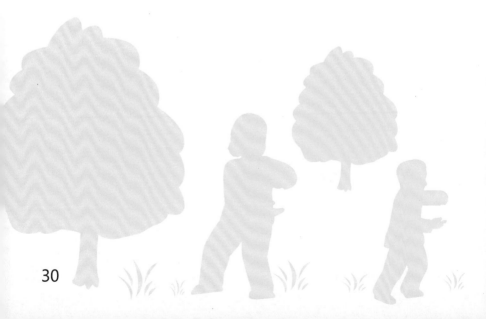

肿瘤治疗期间如何运动

目前已有证据表明，肿瘤化疗期间适当运动不仅是安全的，而且可提高机体各项功能，缓解疲乏及提高生活质量，降低死亡风险等。

化疗患者在治疗期间，可进行低强度、短时间的运动，如伸展运动、慢走等，可以边运动边讲话；也可根据自身情况选择合适的运动方式，如平地骑车，跳广场舞，练瑜伽等。

美国癌症协会指南建议肿瘤患者进行规律的身体锻炼，至少每天 20~30 分钟。目的是保持活力，保持一定的肌肉量，防止血栓形成和肌肉萎缩，这对于提高治疗的信心，调节情绪，改善食欲，治疗后康复等都大有裨益。

对于老年患者或有骨转移、骨质疏松的患者，应该给予运动时照顾，如家属协助，以避免跌倒和受伤。

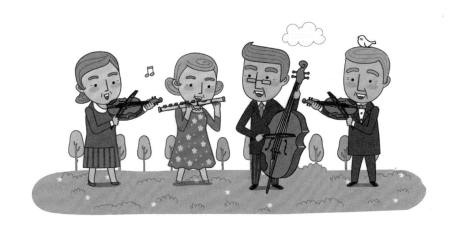

第五章
恶心呕吐的心理疗护

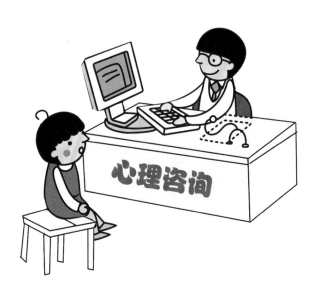

一 为什么用了同样的化疗药，有人有恶心呕吐有人却没有？

大家都知道，恶心呕吐是化疗常见的不良反应，门诊经常有患者有这样的疑问"为什么用同样的化疗药，我有恶心呕吐，但别人却没有？"

在使用相同化疗药物的情况下，化疗药物的剂量强度、输注速度和给药途径等不同，对恶心呕吐产生的影响也不尽相同。患者自身的一些因素，包括性别、年龄、焦虑、体力状况、晕动病史、基础疾病以及既往化疗的呕吐控制情况等也会影响恶心呕吐的发生。

我们发现，与男性相比，女性患者恶心呕吐的发生风险更高；与老年患者相比，年轻患者发生恶心呕吐的频率更高，呕吐更难控制；有晕动病史（例如晕车、晕船）的患者也容易发生恶心呕吐。另外，在既往化疗过程中恶心呕吐的控制程度也是特别重要的因素，如果既往化疗过程中恶心呕吐控制得不好，就会增加延迟性恶心呕吐和下一次化疗前预期性恶心呕吐的发生率。

因此，恶心呕吐的发生是多方面因素共同作用的结果。即使用了同样的化疗药，也会产生不同的影响。这就需要我们在治疗的过程中，充分考虑各种因素的影响，尽可能避免恶心呕吐的发生。

二 为什么恶心呕吐，大夫却让我服用精神科药物？

在化疗过程中，恶心呕吐是令人感到痛苦的症状，在预防和治疗恶心呕吐时，有些大夫却开了一些"特别"的药物，如奥氮平，一看说明书赫然写着适应症：精神分裂症；有时还会开劳拉西泮，适应证为"焦虑障碍"。

奥氮平是精神科药物中的一种，它通过阻断多巴胺受体来达到止吐的效果。目前，在国际权威的《NCCN止吐指南》里奥氮平被推荐用于化疗相关的恶心呕吐的治疗，在化疗相关呕吐的急性期阶段、延迟阶段以及整个过程中均可使用。奥氮平还可有效控制中高度致吐药导致的爆发性呕吐。对于化疗相关的难治性呕吐，推荐合并使用奥氮平。

另一类精神科药物则是我们常说的安定类药物，如劳拉西泮（罗拉）和阿普唑仑，由于大部分化疗药物所致的恶心呕吐患者均存在不同程度的焦虑、烦躁情绪，这种情绪会加重恶心呕吐，特别是对于由于高度焦虑引发的难治性化疗相关的呕吐，推荐合并使用劳拉西泮或阿普唑仑，往往有较好的疗效。

说完了为什么这些精神科药物有改善恶心呕吐的疗效后，大家可能还是有些担心，会问"虽然这些精神科药物有疗效，但毕竟是精神科药物呀！我们吃了之后会不会有副作用呀！"，甚至会有担心，"吃了后我的脑子会不会变得不正常呀！"。这些都是大家普遍的担心的问题，很正常，可以直接将您的担心告诉大夫。需要强调的是只要在医生的指导下规范使用这些精神科药物，是安全可靠的。

奥氮平常见的不良反应为困倦、食欲增加，对于处于化疗期的肿瘤患者来说，这些不良反应反而有其相应的益处，如困倦的不良反应，我们通常会让患者晚上服药，可以改善患者的睡眠；而肿瘤患者往往食欲欠佳、消瘦，这时奥氮平的促进食欲的不良反应则有助于改善肿瘤患者的营养躯体状态，会使得肿瘤患者更加获益。因此，在医生的指导下使用精神科药物治疗化疗相关的恶心呕吐是有效并安全的。

张大姐和李大姐都得了乳腺癌，住在同一间病房，张大姐每天都开开心心，是病房的开心果，李大姐每天愁眉不展，也不愿意和人交往。开始化疗以后，张大姐仍然每天都谈笑风生，吃得好睡得着。但是李大姐却整天恶心，看到油腻点的饭菜，就开始吐。李大姐觉得很奇怪，为什么同样的病，输的同样的药，为什么张大姐没事，自己却吐得厉害呢？看李大姐吐得厉害，护士就让她向张大姐学习，放宽心点，别老总担心这害怕那的。李大姐想难道恶心呕吐还跟性格有关不成？

是的。我们发现，化疗导致的恶心呕吐多见于以自我为中心或成熟度不够、敏感、情绪不稳定、好强、固执、认真、社交能力不良、与人相处不融洽等个性特点的人群中。李大姐恰巧就是这类人群。但是性格已是如此了，那还能怎么办呢？确实我们改变不了一个人的性格，但是这种性格也是有一些好处的，这类患者对外因的作用反应较敏感，容易接受语言暗示等干预，给予这类患者针对性的心理干预，往往能够改善患者的负性思维和不良的心理状态，使体内外环境达到平衡与协调，从而缓解恶心呕吐。经过临床心理治疗师的治疗，李大姐现在的恶心呕吐明显减轻了。

四 为什么焦虑的患者在化疗后容易发生恶心呕吐?

一些患者尤其年轻的女性患者，像前面提到的李大姐，初次化疗时对化疗药物的不良反应不了解，看到或听说别的患者化疗后恶心呕吐就出现紧张、担心、害怕、恐惧等焦虑情绪。女性焦虑障碍的患病率大约是男性的2倍，常常担心疾病复发转移，影响生活质量或担心周围人甚至家人歧视自己等而产生的焦虑情绪，进一步增加恶心、呕吐的发生。而恶心、呕吐的反复发生又会加重患者的焦虑，导致恶性循环。

如果患者在化疗之前感到焦虑，会增加预期性恶心呕吐的发生；在化疗期间严重焦虑，会增加治疗后的恶心呕吐的发生频率和程度。因为焦虑会使人对环境变得非常警惕，对周围环境细节的注意力增强。对治疗有诸多担心，使交感神经兴奋，抑制胃肠道功能，使胃肠蠕动减慢，消化液分泌减少，出现食欲下降、上腹不适、饱胀、恶心、呕吐等消化不良症状。以上情况频繁出现，可促进条件反射的形成，也增加了下一周期预期性恶心呕吐发生的可能性。

5-HT（5-羟色胺）也是呕吐反射中重要的神经递质，与

5-HT$_3$受体结合后会诱发疼痛、产生焦虑、导致恶心呕吐，目前应用广泛的5-HT$_3$受体阻断剂除了止吐作用外还有抗焦虑作用。轻度焦虑患者可以通过情绪自我调节，取得良好效果。严重者往往需要医疗帮助，如心理治疗或药物治疗。

五 化疗相关恶心呕吐中的安慰剂现象？

恶心呕吐受心理因素调控。如何识别、处理并利用这些与恶心呕吐相关的心理因素是有效管理恶心呕吐患者的重要内容。其中，安慰剂效应即是一种心理治疗，合理的利用安慰剂效应和反安慰剂效应，可辅助治疗恶心呕吐，改善症状。

常用的安慰剂效应方法为"阴影遮蔽效应"。例如，一项研究将准备化疗的肿瘤患者分为2组：在前2次化疗中，一组患者在使用化疗药物的同时喝一种难喝的盐水（阴影遮蔽效应）；另一组患者在使用化疗药物的同时喝水（非阴影遮蔽效应）。第3次化疗时两组患者同时喝水，研究发现，"阴影遮蔽效应组"出现恶心呕吐症状明显低于非"阴影遮蔽效应组"。

研究表明那些相信自己"非常有可能"发生严重恶心的患者发生严重恶心的比例是那些相信自己"非常不可能"

发生的患者的 5 倍。患者对呕吐预期的产生来源有两个：一是源自本身以往的经历，比如患者过去有过严重的孕吐或晕动症；二是源自接触的外界信息，比如亲友，病友、甚至媒体等外界信息渠道，让患者知道化疗后非常有可能产生强烈的恶心呕吐。患者或家属合理使用安慰剂效应是预防严重恶心呕吐的有效方法之一。

六 心理暗示对恶心呕吐是一把双刃剑

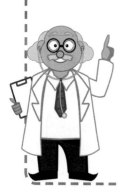

心理暗示是指人接受外界或他人的愿望、观念、情绪、判断、态度影响的心理特点，是日常生活中最常见的心理现象之一。著名的生理心理学家巴甫洛夫认为，暗示是最简单、最典型的条件反射。大家都熟悉的"望梅止渴"的故事，讲的就是心理暗示的作用。

心理暗示分为积极的暗示和消极的暗示。积极的暗示能够对人的心理、行为和情绪产生积极的影响和作用。反之，消极的暗示会扰乱人的心理、行为和生理机能。同理，心理暗示对化疗后常见副反应——恶心呕吐的影响也有两面性，因此说它是一把双刃剑。积极的心理暗示会减轻恶心呕吐的发生，如果我们以积极的心态激励自己，如告诉自己"化疗并不可怕"，"不是每一个人都会出现恶心呕吐的副反应"等等，恶心呕吐的副反应就会明显减轻，发生率也会明显减低，这就是积极暗示。如果我们总是担心化疗的副反应，认为化疗很可怕，认为自己很可能发生恶心呕吐，那么恶心呕吐的发生率就会增加，发生恶心呕吐的严重程度也会增加。这种消极暗示的作用可能会超过药物本身的致吐性、患者的年龄和性别等其他原因所产生的影响。因此，在面对疾病时，我们要多给自己一些积极的心理暗示，这有助于我们战胜疾病，并减轻治疗的副反应。

七 如何通过放松来缓解恶心呕吐?

　　紧张或烦躁的情绪会加重恶心呕吐，放松训练是一种可以帮助您转移注意力，放松身心的练习，通过放松能够缓解胃肠不适，减轻恶心呕吐。

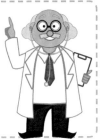

　　在这里要教给大家一种比较简单的放松方法。请按照下面的步骤练习：

　　(1) 先取下可能会束缚身体的一些小物品，例如眼镜、手表、领带、钥匙等，放松腰带及领口、袖口的纽扣。

　　(2) 找一个舒适的姿势坐着，双脚平放在地上，稍分开，脊柱挺直，可以微微晃动几下身体，让身体的重心落在两腿之间，坐稳；面部放松，面带微笑；颈部放松，下颌稍稍向颈部弯曲；肩膀放松，双臂自然下垂。

(3) 请微微合上双眼，把注意力集中到你的呼吸上，感受空气在鼻尖的流动，凉爽的空气吸进去，湿暖的空气呼出来，将呼吸调整得尽量缓慢而均匀。当你吸气时，请在心中缓慢默念 1-2-3-4-5；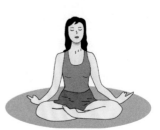
当你呼气时也在心中默念 1-2-3-4-5，静静地呼吸几个来回。

(4) 想象有一股暖流注入了你的身体，暖流从头部流到你的颈部，你感到颈部非常舒适，非常放松，又顺着颈部流到了你的肩部，你的上臂，小臂，你的两条胳膊非常放松，暖流沿着手掌流到你的指尖，你感到双手非常温暖。将双手手掌轻轻贴放在你的上腹部，想象暖流经过手掌，注入到你的胃里，滋润着你的五脏，你的胃部非常舒适，非常放松。这股暖流又继续向下，流到你的双腿－双脚，所到之处你感到血脉畅通，肌肉完全的放松。

(5) 将你的身体作为一个整体来感受，感受全身的放松，一点费力的地方都没有。重新注意你的呼吸，当你吸气时，请在心中缓慢默念 1-2-3-4-5；当你呼气时也在心中默念 1-2-3-4-5，再静静地呼吸几个来回，慢慢睁开眼睛。

也可以按照以下方法放松身体下列部位：

(1) 右 (左) 手指及右 (左) 手腕：握紧拳头，限于手指、手腕及前臂用力。

（2）头部及额头：头部尽量上仰，额头紧紧往上推挤，让其产生皱纹，拉紧头皮及额头。

（3）眼睛：用力紧闭约 5 秒，眼皮缓缓张开一条细缝，眼球自然往下约可以看到鼻尖。

（4）牙齿及舌头：上下紧咬，舌头紧紧向上抵住；放松时，上下牙齿轻轻扣着，舌头悬空。

（5）两脚及两腿：脚趾用力向下弯曲，大腿小腿尽量夹紧或绷紧；放松时，脚底平贴地面（坐姿），腿及脚下沉。

八 恶心呕吐患者的家庭支持

肿瘤患者在接受治疗的过程中，难免引起不同程度的恶心呕吐，这使患者的情绪受到很大的影响。家庭支持是患者接受治疗的巨大支撑，在缓解其恶心呕吐过程中发挥着不可忽视的作用。

家庭成员需做到以下几点：

●试着转移患者的注意力：根据不同个体，不同兴趣爱好，采取不同的办法。爱好音乐者，让其在音乐的愉悦中放松；爱看小说或影视剧者，家属可与其讨论小说或影视剧中的人物形象、故事情节，让其沉浸在小说里；针对老年人，如其身体条件允许，家属可让其讲述年轻时代的趣闻趣事等。

●督促患者行缓解恶心呕吐的方法，比如冥想（闭眼，两耳静听自己的呼吸声，或想象"独坐小溪任水流"的意境，消除杂念等）。

● 对于放化疗引起恶心呕吐的患者来说，家属可鼓励行渐进式肌肉放松，在化疗前 1 个小时实行，化疗后持续 5 天（一共做 6 次，每次进行 20 分钟），可有效缓解恶心呕吐，具体方法如下：①闭上眼睛，集中精神感受身体各方面的放松；②吸气时，紧绷肌肉，约 5 秒钟；③吐气时，缓缓地放松，约 15 秒钟；④从中体会紧绷与松弛时的差异，每个部位做两次，等到感觉各部位均已经放松后，可以静坐一段时间。

● 在患者面前尽量减少负性情绪的表现，保持情绪稳定，避免给患者带来过多的思想负担。

● 告诉患者好信的息并给予鼓励和激励，比如说一些鼓励性的话语："看你病情好一些，我们全家都为你高兴！你是最棒的！"并奖励其最喜欢的书籍、衣物等。

● 给予患者爱的拥抱，让其知道家人的爱一直都在；多一些陪伴，少一些孤独；牵着患者的手，去亲近大自然，体会大自然的亲切与伟岸，使患者放松心情，放宽心态。

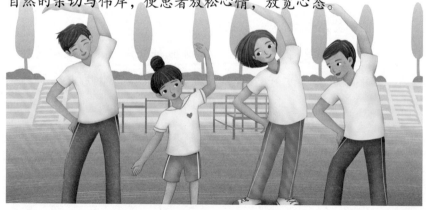

第六章

恶心呕吐的中医药疗护

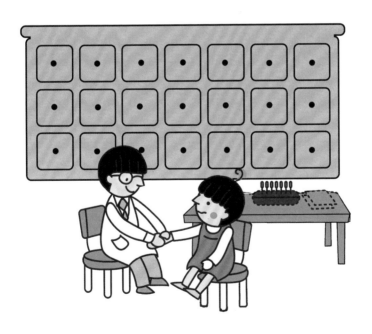

化疗是目前治疗恶性肿瘤的一种主要手段，但其毒副反应不可避免。尤其是化疗造成的恶心呕吐，给肿瘤患者的生理和心理造成了很大的影响和打击，反过来影响化疗的疗效。中医药在防治化疗相关性恶心呕吐有哪些有效措施呢？以下根据化疗前、中、后不同的时间段分别介绍。

一 化疗前

化疗前主要围绕提高患者身体素质及放松身心两方面调护，以增加患者对化疗的耐受性。

提高身体素质

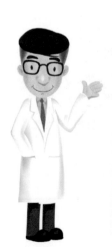

中医认为肿瘤患者身体往往处于本虚标实的状况，免疫功能常常低于正常，而化疗毒性会使患者更加虚弱，经常使得患者难以完成后续的治疗。因此在化疗前预防性的采用补益气血、调整和改善脏器功能、提高机体免疫力的扶正固本的治法是很有必要的。提高身体素质，也就是《黄帝内经》所谓的"损者益之"，一方面扶助了人体正气，另一方面也可以增加化疗耐受力。

●中药汤剂方面：扶正固本治法本就是临床常见的恶性肿瘤的治法，是在中医师的指导下，根据患者证型，辨证论治使用不同的扶正中药汤剂。例如针对肺癌患者的不同情况，适当采用养阴清肺法（北沙参、南沙参、麦冬、天冬等）、滋肾填精法（生地、熟地、天冬、麦冬等）、益气温阳法（制附子、黄芪、桂枝、干姜等）等。常用方剂如生化固本汤（黄芪、党参、白术、茯苓等）加减方、健脾益肾法（生晒参、熟地黄、黄芪、白术等）等。这些治法和汤药对机体具有明显的调整和改善作用，同时也对顺铂等化疗药引起的恶心呕吐具有预防作用。

●中药制剂方面：与中药汤剂类似，可以使用具有补益肺脾、温中补虚、益气养元功效的药物，达到大补元气，增强体力的目的。有临床报道直肠癌患者化疗前使用黄芪注射液可缓解恶心呕吐等胃肠道反应。

●药膳方面：可根据患者具体情况，参照中药汤剂的原则，使用扶正固本中药加瘦肉煲汤，取汤约150毫升，午餐、晚餐前服用，以提高身体素质，减少恶心呕吐发生概率。

●饮食方面：建议进食清淡、易消化的食物，忌食冷饮等寒凉之物，以免消耗脾胃阳气。另需要注意保证主食量，保障主食每日摄入量为250~300克，不低于150克。《黄帝内经》提出"五谷为养……以补益精气"，繁体"精氣"二字均含有"米"，由此可见主食在维持人体正常运行中的作用举足轻重。

放松身心

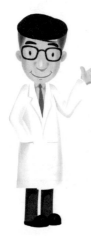

现代医学认为肿瘤是一种身心疾病，情志失调是不可小觑的致病因素之一。而化疗往往会增加患者的思想压力，同时心理因素也会诱导化疗呕吐的发生，这就形成了恶性循环。化疗患者一方面由于对化疗毒副反应的芥蒂而影响消化功能，中医称之为"思伤脾"，过度的心理负担加重了化疗的胃肠道反应；另一面化疗患者情绪的抑郁常常导致肝气不舒，肝气乘脾，中医称之"木克土"，也会加重胃肠道反应。所以在化疗前重视情志调节，放松身心，独立守神，有助于全身气血调畅，减少化疗胃肠道反应。

●饮食方面：可以饮疏肝解郁的药食之品泡茶服用，如玫瑰花茶，具体方法为取干玫瑰5~7朵，加入热水300毫升，浸泡后饮用。

●穴位按摩方面：可以擦两胁。两胁乃肝之分，其中暗含着两个穴（期门穴、日月穴），有疏肝解郁，理气和中，提高消化机能的作用。具体方法为用手在乳房下两胁处往返擦，不可过度用力，以自觉有热感为度。

此外可以选择听舒缓的古典音乐、与家人公园散步等方式放松身心，以较佳状态迎接化疗。

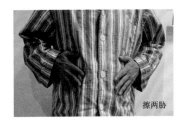

擦两胁

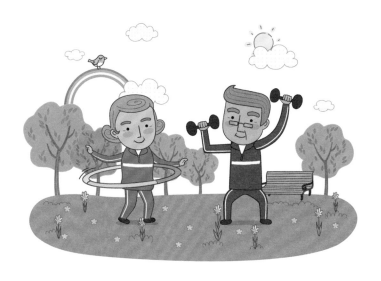

二 化疗中

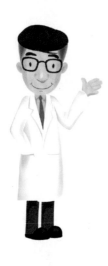

化疗造成的恶心呕吐以及其他胃肠道反应严重影响患者生活质量，而中药传统的汤剂因为具有特殊的气味，所以往往容易诱发恶心反胃感，因此中药汤剂在患者可以耐受的情况下化疗期间继续服用固然较佳，可以提高疗效，但是在不能耐受的情况下可以适当停止服用至化疗结束。

我们认为在化疗中，需进一步放松身心，以中医综合治疗方法为宜，可以起到调节身体，增强对化疗的适应性，预防恶心呕吐发生的目的。可根据具体情况选用以下几种方式：

●中药静脉用药方面：临床往往静脉使用艾迪注射液、康莱特注射液、复方苦参注射液、华蟾素注射液、参芪扶正注射液等中药静脉注射液来治疗肺癌、胃癌、肠癌、胰腺癌、膀胱癌等恶性肿瘤，现代研究表明化疗的同时使用部分中药静脉注射液，不仅可以起到抑制肿瘤的目的，对于化疗引起的消化道反应也有一定的缓解作用，如以上提到的参芪扶正注射液等。

●中药足浴方面：化疗联合足浴可防治恶心呕吐。有研究者认为"足乃六经之根，是人体的第二心脏"，使用健脾和胃、降逆止呕的药物，有助于减少化疗引起恶心呕吐反应。具体方法为取党参10克、白术15克、茯苓15克、姜半夏10克、旋复花30克、代赭石30克、生姜15克、甘草6克、大枣10克，水煎400毫升，以1：10比例兑温水，赤足浸泡，水深以浸过踝部为度，水温39~45℃，浸泡以微微想要汗出尚未出为佳。

●针灸方面：针灸通过对穴位的刺激，调节全身气血，操作简便，无毒副作用，避免了化疗期间服药弊端，也可作为平日强身健体，提高身体机能的方法之一。如针刺内关穴（双）、中脘穴、足三里穴（双）、等可有效控制化疗引起的恶心呕吐。艾灸神阙穴、内关穴（双）、足三里穴（双）可以明显减轻血液系统肿瘤患者化疗引起的迟发性呕吐。

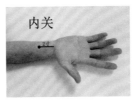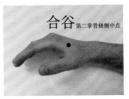

●耳穴方面：耳穴埋豆基于中医整体观理论，并遵循现代全息理论，通过刺激耳部穴位，达到疏通经络、调和气血、扶正怯邪、平衡阴阳的目的。在化疗期间取神门、交感、胃穴，

配穴取肝、脾，使用王不留行籽贴压刺激，可降低化疗期间恶心呕吐的发生及程度。

●穴位敷贴方面：中药敷贴神阙穴是较为常用的方法。神阙为先天之结蒂，后天之气舍，介于中下焦之间，是肾间动气之处，与脾、胃、肾关系密切，同时脐部皮薄，脐下有丰富的静脉网和腹部动脉分支，是良好的给药途径，可避免化疗期间口服药对肠道的直接刺激，有助于减少胃肠道反应。具体方法为取姜半夏40克、苏梗10克、干姜10克，研成粉末，用纱布覆盖制成敷贴，使用时用姜汁调匀，敷于脐部。

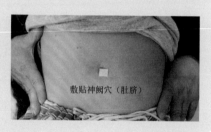
敷贴神阙穴（肚脐）

●穴位按摩方面：旋转摩腹及拇指按揉中脘穴、关元穴、梁门穴，按压足三里穴（双），可有效减少恶心呕吐的发生。有研究者通过指导化疗患者学习古代养生仙人揉腹法，进行长期自我按摩的方法，提高脾胃运化功能，从而减少恶心呕吐发生频率。

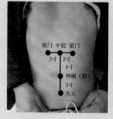
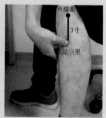

●音乐方面：音乐的频率、节奏和有规律的声波震动，是一种物理能量，适度的物理能量会引起人体组织细胞发生和谐共振现象，可降低人体紧张、焦虑、忧郁、恐怖等不良心理状态，提高机体的自我调节能力。有研究表明对乳腺癌患者进行音乐背景调查，在化疗期间予以适合患者心理的音乐，可明显控制患者胃肠道反应。

此外，可通过家属陪伴、病友互相鼓励等方式调节患者身心，有助于减缓患者化疗压力，更好的完成化疗，但仍有部分患者出现化疗相关性恶心呕吐。

若在化疗中发生恶心呕吐，可参考以下紧急处理方法。

吐后及时用温水漱口，保持口腔清洁。予腹部推拿按摩，患者取卧位，以适当力度按照顺时针、逆时针交替顺序摩腹，可配合按压足三里穴（双），可进行长时间摩腹，以患者舒适为度。若有条件者可针刺中脘穴、关元穴、足三里穴（双）。可配合口含生姜片或者服用生姜水降逆止呕。若呕吐不缓解，可进行肌注胃复安等应急手段处理。

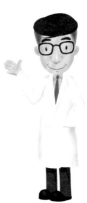

化疗后，以缓解化疗毒副反应为目标，以健脾和胃为主要方法，重在预防再呕吐、改善胃口和恢复体力。应根据患者化疗期间的不同反应，采取相应的措施。

若在化疗期间恶心反应明显，在化疗后可基于辨证论治予中药治疗。常用方剂如温胆汤、旋复代赭汤、小柴胡汤合蒿芩清胆汤、镇冲降逆止呕方、止吐散等，以降逆止呕配合温中健脾为主，旨在通过调畅气机、恢复脾胃升降功能，减少恶心呕吐发生频率。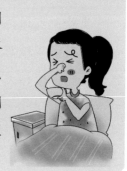

若患者频频呃逆（打嗝），除可辨证使用上述方剂外，可每日服用生姜水200毫升降逆止呃，或可服用丁香柿蒂汤温中降逆，缓解呃逆打嗝。针刺攒竹、内关、合谷、足三里亦有明显效果。配合耳穴埋豆、穴位敷贴、穴位按摩等效果更佳。

对于化疗期间恶心呕吐不明显的患者，或经过上述处理后恶心呕吐减缓的患者，用药及饮食方面以和胃健脾为主。可使用香砂六君子汤、健脾和胃降逆法、扶阳健脾法等。

这些中医药的使用，不仅可以减少化疗后恶心呕吐的发生，也有助于提高化疗患者生活质量。如有研究者在非小细胞肺癌患者化疗后予资生丸加减方治疗，可提高非小细胞肺癌患者化疗近期疗效，改善化疗期间生活质量，其优势主要体现在缩短化疗毒副反应时间及缓解便秘、食欲下降等消化道症状。

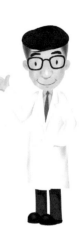

饮食方面，也需要以健脾和胃化湿为原则，多选用性温或性平的药食两用之品，少用寒凉之食，如可选择白茯苓、山药、薏苡仁、白扁豆、莲子肉、芡实、麦芽煲粥，配合山楂、炙甘草、藿香叶泡茶。上类食物性味平和而润，善于补益脾胃，调和脏腑。

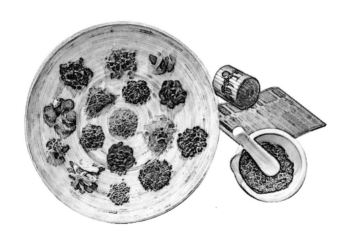

其中白扁豆性味甘微温，《名医别录》说其"主和中下气"，《日华子本草》谓"补五脏"；山药味甘性平，《神农本草经》谓"主伤中，补虚，除寒热邪气，补中益气力，长肌肉"；甘草味甘性平，《本草汇言》中认为"甘草，和中益气，补虚解毒之药也，健脾胃，固中气之虚羸"；莲子肉味甘性平，《神农本草经》言其"补中养神，益气力"，《本草纲目》言其"厚肠胃，补虚损"；薏苡仁味甘性淡，《名医别录》言其"利肠胃，令人能食"，《本草纲目》谓"薏苡仁阳明药也，能健脾益胃"；芡实味甘性平，能"味甘补脾"，《神农本草经》谓其能"补中"。配合麦芽、黄连、藿香叶、山楂则使补而不滞，消补兼施。如麦芽性味甘平，《药性本草》言其能"消化宿食"，藿香补气升提，山楂运脾消食降胃，使脾胃升降有序，清气上升，浊阴下降，使气血化生有源。

此外平日长期摩腹有助于提高脾胃运化功能，注意修身养性有助于全身气血调畅，若有条件可适当进行瑜伽、太极拳等运动，动静结合，整体调节脏腑功能。

随手笔记

日期：

_____

_____

_____

_____

_____

_____

_____

日期：

_____

_____

_____

_____

_____

_____

_____

随手笔记

日期：

日期：